# MÉMOIRE

SUR L'EMPLOI

DE LA

# MÉTHODE KÜNCKEL,

CONTRE

## LES MALADIES DE LA PEAU;

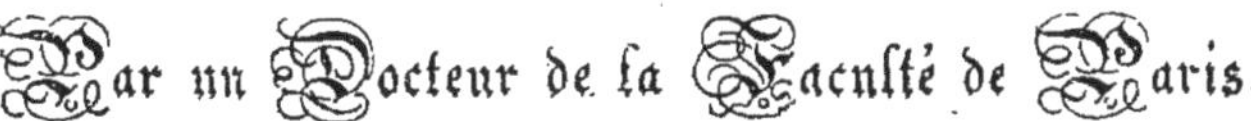


Ce livre, tout d'observations, convaincra les plus incrédules.

Faire connaître la vérité, c'est là ce que tout homme doit à l'humanité.

**PRIX : UN FRANC.**

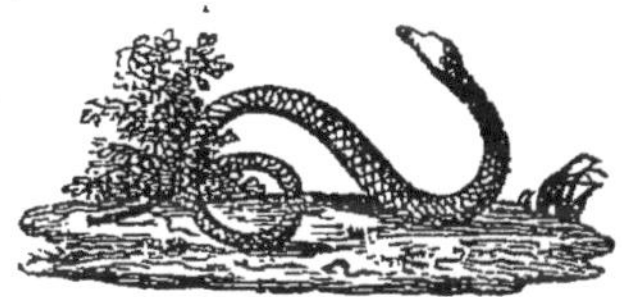

PARIS.

CHEZ M. KÜNCKEL, RUE DE LA VICTOIRE, 11;

Et dans toutes les Librairies.

1844.

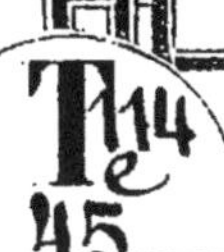

# MÉMOIRE

SUR L'EMPLOI

DE

# La Méthode Künckel,

## Contre les Maladies de la Peau.

PARIS. — Imp. de E.-B. DELANCHY, faubourg Montmartre 11.

# MÉMOIRE

SUR L'EMPLOI

DE LA

# MÉTHODE KÜNCKEL,

CONTRE

## LES MALADIES DE LA PEAU;

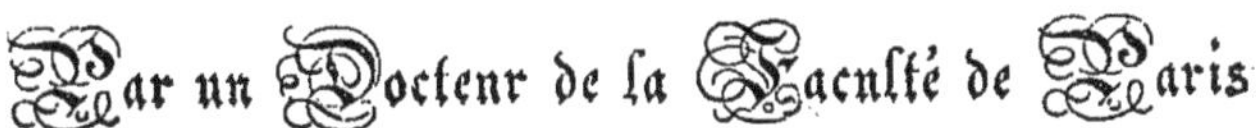

Par un Docteur de la Faculté de Paris.

Ce livre, tout d'observations, convaincra les plus incrédules.

Faire connaître la vérité, c'est là ce que tout homme doit à l'humanité.



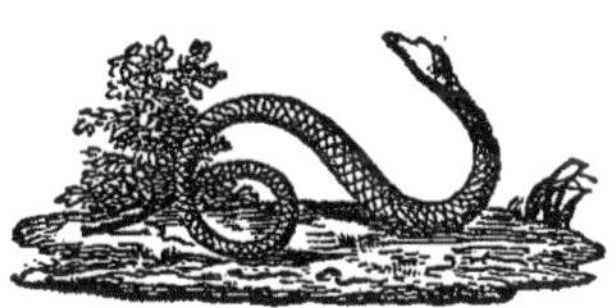

PARIS.

CHEZ M. KÜNCKEL, RUE DE LA VICTOIRE, 11;
Et dans toutes les Librairies.

1844.

# MÉMOIRE

## Sur l'emploi de

# LA MÉTHODE KÜNCKEL,

## CONTRE LES MALADIES DE LA PEAU.

---

## *CHAPITRE PREMIER.*

---

Malgré les travaux successifs de Villan, de Batteman, de Lorry, d'Alibert, de Biett et de leurs successeurs, parmi lesquels il convient de citer en première ligne M. Rayer, on est obligé d'avouer, qu'au moins pour la pratique publique, la thérapeutique des maladies de la peau n'a fait aucun progrès depuis un grand nombre d'années; nous allons examiner succinctement s'il en est de même dans la pratique particulière.

Le médecin qui n'exerce que dans une clientèle civile rencontre souvent, pourvu qu'elle soit un peu nombreuse et qu'il veuille traiter les maladies avec son propre fonds et sans être exclusif, des combinaisons médicales applicables à telles ou telles natures d'affections, et qui n'ont besoin, pour devenir spécifiques, que d'être généralisées.

Malheureusement, après avoir obtenu un succès inattendu, on prend peu la peine de s'en rendre compte, on ne recherche pas si dans d'autres cas analogues une médication semblable a déjà réussi; la timidité d'un côté, la paresse d'esprit de l'autre, le peu d'empressement que mettent les médecins civils à rendre leurs observations publiques, enfin, la part que l'on fait trop souvent au hasard et aux forces naturelles de l'organisation, empêchent de donner suite à des résultats toujours précieux, et qui, si l'on en tenait compte sérieux, ne tarderaient pas à mettre la pratique médicale au niveau de cette exactitude si préconisée dans d'autres sciences, cela seulement autant que le peut être l'application des agents naturels sur des sujets aussi fugitifs et aussi mobiles que l'organisme et la vie.

M. Gibert disait dernièrement, dans une de ses leçons, à l'hôpital Saint-Louis, qu'il serait à désirer que l'on trouvât un spécifique contre les maladies de la peau, mais qu'il doutait qu'on pût jamais y parvenir; si ce célèbre praticien s'était donné la peine de rechercher parmi les diverses méthodes employées dans la pratique civile, il aurait reconnu que ce spécifique existait; toutefois il est bon de s'entendre : si M. Gibert a voulu comprendre un spécifique absolu, il peut être certain d'avoir raison pour le présent et pour l'avenir; si au contraire il a admis qu'un spécifique devait se composer d'éléments divers et concordant vers un même but, il y a erreur manifeste. Or, il a été déjà dit que ce spécifique non unique, mais résultat d'une combinaison d'éléments divers, existait : c'est avoir nommé la méthode Künckel contre les maladies de la peau.

Le fils de l'auteur de cette méthode, le docteur Philippe Künckel, en a déjà, dans un ouvrage antérieur intitulé *Essai* (1) *hygiénique et pratique sur les maladies de la peau,* donné les éléments thérapeutiques; l'auteur de ce mémoire ne désire que s'occuper de son action et produire avec les observations déjà connues de nouveaux faits à l'appui.

Il va sans dire que l'on ne reproduira pas non plus l'historique de la découverte; les personnes qui désireront avoir ces divers renseignements, les trouveront dans l'ouvrage déjà cité.

Quoiqu'il ne soit pas dans l'habitude ordinaire de présenter aux yeux du public les attestations médicales, j'ai cependant pensé qu'ici il fallait avant tout donner des preuves, tant pour démontrer l'époque où la bonté de la méthode Künckel était déjà appréciée, que sa supériorité réelle.

---

A la date du 16 juin 1819, M. Duffour, médecin par quartier du roi Louis XVIII, et médecin de l'hôpital des Quinze-Vingts, écrivait :

« J'ai employé avec succès la pommade dite de *Künckel* dans plusieurs maladies du *système dermoïde,* telles que dartres d'une nature *squammeuse,* dartres *furfuracées,* dartres *crustacées,* accompagnées d'une couleur gris-verdâtre, et quelquefois de l'écoulement d'une humeur blanchâtre d'une fétidité insupportable, et d'écailles de sept à huit lignes de diamètre, ordinairement de forme ovale, minces, légèrement sillonnées en divers sens, d'une couleur blanchâtre, quelquefois superposées, au nombre de deux et trois, surtout lorsque les dartres ont eu leur siége à la face interne des cuisses. Ces affections du système dermoïde étaient sou-

(1) Germer Baillière, 1840.

vent compliquées avec la diathèse scrofuleuse, et la plupart étant le résultat de maladies *syphilitiques* et *psoriques* qui ont été combattues en même temps par les remèdes intérieurs, analogues aux vices qui les avaient précédées, et par l'usage des tisanes dépuratives et purgatives de Künckel, conseillées aux malades. »

Le 1er octobre de la même année, M. Janin de Saint-Just donnait l'attestation suivante :

ADMINISTRATION GÉNÉRALE DES HÔPITAUX,

HOSPICES CIVILS DE PARIS.

*Hôpital Saint-Louis.*

« Je soussigné, médecin à l'hôpital Saint-Louis, certifie que j'ai employé avec beaucoup de succès la pommade dite de Künckel dans le traitement de plusieurs espèces de dartres et de quelques ulcères carcinomateux. Cette pommade, étendue sur une très-large surface, n'a jamais donné lieu à aucun accident. Elle mérite de fixer l'attention des praticiens.

« *Signé* JANIN DE SAINT-JUST. »

J'appelle l'attention sur cette attestation, en ce qu'elle démontre que dès cette époque des essais avantageux avaient eu lieu à l'hôpital Saint-Louis même. Qui a pu empêcher que la méthode ne devînt dès lors générale et ne fût appliquée en grand dans les hôpitaux spéciaux ? L'auteur de cette note l'ignore d'autant mieux, qu'Alibert professait une haute estime pour les préparations Künckel.

Également, le 1er octobre 1819, M. Debalz, membre de la société de médecine pratique de Paris, communiquait l'observation suivante :

« La dame *Boucher*, demeurant rue de la Pépinière, n° 25,

à Paris, s'est présentée chez moi, au mois de mars 1819, pour constater l'état de maladie dans lequel elle avait la jambe droite; elle me fit le narré des causes qui avaient déterminé cette éruption, qu'elle soupçonne avoir été causée par une immersion accidentelle de tout le corps dans l'eau froide, un mois après avoir été accouchée, et des traitements qu'elle avait subis pendant trois ans au moins, antérieurement à l'époque de son entrée au dispensaire, qui eut lieu le 22 septembre 1817. Elle me remit en même temps les bulletins des différents traitements qu'on lui fit subir.

« Cette maladie, à cette époque, avait été désignée comme ulcère dartreux.

« On commença le traitement par l'usage des bains de jambe, dans lesquels on ajoutait au véhicule six livres de *tan* en poudre, trois livres de *vinaigre*, demi-livre de *carbonate de soude*. Ces bains ont été pendant un an répétés deux fois par jour, et toujours administrés à froid; à la sortie du bain on lui faisait saupoudrer les plaies avec du *calomélas*, après avoir frictionné sa jambe avec une once de pommade soufrée. A la même époque, elle faisait usage des bains entiers de rivière, qu'elle a continués pendant six semaines.

« Le 28 septembre 1818, on lui fit appliquer sur toute la jambe un cataplasme émollient; la malade fut mise à l'usage du vin anti-scorbutique : elle ne discontinua d'en prendre pendant au moins un an. On fit marcher de front un traitement anti-syphilitique; on lui ordonna une tisane de bardane, de réglisse et de douce-amère, matin et soir; elle prenait dans un verre de lait ou de tisane une cuillerée à bouche de liqueur de Vanswiéten avec une addition de teinture thébaïque.

« A peine la malade avait-elle commencé l'usage de la liqueur, qu'il se manifesta sur la pommette de la joue gauche une rougeur qui, augmentant de plus en plus, détermina une inflammation tellement considérable, qu'on eut recours aux cataplasmes émollients pour en arrêter les effets.

« La tumeur acquit un volume extraordinaire ; la suppuration, qui se fit jour à travers la narine gauche, était si abondante, qu'elle mouillait six mouchoirs par jour. On lui fit faire des injections avec la liqueur Vanswiéten.

« Tous les soirs, on lui faisait faire des frictions sur les ulcères de la jambe avec un gros d'onguent mercuriel. Ce traitement fut continué jusqu'au mois de mars 1819, époque où la maladie ayant augmenté, et lui faisant éprouver des douleurs atroces, *Mme Boucher* se présenta chez *M. Delaruelle,* pour constater l'état de sa maladie. M. Delaruelle, quoiqu'ayant l'intention de la traiter, ne voulut rien commencer avant d'avoir fait visiter la malade.

« Je reconnus une plaie *ulcéro-dartreuse,* que, par la nature de la suppuration, je jugeai être également de nature *scrofuleuse.* Cette plaie occupait toutes les surfaces antérieures et latérales de la jambe droite ; il y avait au tiers supérieur et antérieur du tibia une périostose avec inflammation qui sécrétait une suppuration claire et blanchâtre. Tout autour de l'articulation du genou, il existait un foyer de suppuration qui se faisait jour à travers les ulcères ; d'autres fusées, vers la partie inférieure de la jambe (qui se trouvait très-gonflée) communiquaient avec d'autres ulcères ; cette jambe, très-enflammée, et dont les plaies étaient livides et jaunes, présentait, en général, un aspect effroyable.

« La malade était dans un état de faiblesse et de maigreur extrêmes, dues à une diarrhée presque continuelle ; elle avait des spasmes qui se renouvelaient cinq à six fois par jour ; les forces étaient tellement affaiblies que, ne pouvant à peine articuler, elle était obligée d'avoir recours aux signes pour se faire comprendre.

« Nous convînmes alors de la traiter conjointement, et de suivre les progrès de la maladie.

« Le 18 mars, nous commençâmes par faire frotter avec l'huile d'amandes douces la jambe malade, sur laquelle était fixée une couche épaisse d'onguent mercuriel, due aux frictions réitérées de cette pommade qu'elle employait depuis un certain temps.

« Nous lui fîmes faire usage sur-le-champ de la *pommade Künckel*, étendue sur de la toile, que l'on changeait trois fois par jour. A l'emploi quotidien de cette pommade, nous joignîmes l'usage de la pommade Künckel, ainsi qu'il est indiqué au *Prospectus*. Nous suspendîmes tout traitement ordonné au dispensaire.

« Dès le pansement du 21 mars, nous remarquâmes un changement notoire dans l'état des plaies; elles s'étaient détergées, étaient devenues vermeilles, et la suppuration naturelle.

« Le 25, le mieux se soutenait; l'enflure de la pommette et la suppuration, qui était très-fétide et très-abondante, changèrent de nature et de quantité.

« Le 29, la diarrhée, qui depuis long-temps existait, céda au tonique que nous lui administrâmes, consistant en vin de quinquina d'Espagne, qu'elle prenait tous les jours, à la dose d'un verre à liqueur, avant chaque repas. Tous les accidents diminuèrent sensiblement de jour en jour. La malade reprenait ses forces; l'appétit, nul jusqu'alors, augmentait; la couleur du teint se ranimait, et afin de déterminer plus promptement la disparition de l'enflure et de la suppuration de la pommette, nous lui appliquâmes, vers le commencement d'avril, un vésicatoire au bras gauche, dont nous obtînmes les plus heureux résultats.

« Tous les quinze jours, pour tout traitement interne, la malade prenait une pinte de *tisane de Künckel*. Les ulcères et l'enflure de la jambe diminuèrent journellement, et dans ce moment la jambe, revenue à son état naturel, ne présente plus qu'une plaie légère, du diamètre d'une ligne. Cette personne, blanchisseuse de son état, souffrait horriblement: aucune position pour elle n'était supportable; dans son lit même, elle éprouvait les douleurs les plus vives. Depuis quatre mois elle se tient debout, et fait aujourd'hui les plus grandes courses sans éprouver la moindre douleur.

« Une observation non moins intéressante à relater est celle du sieur *Deroy*, marchand de vins, rue Traversière-Saint-Honoré. Ce particulier, âgé de plus de soixante ans, d'une forte complexion, d'un embonpoint presqu'excessif, avait deux plaies à la jambe. Une d'elles, du diamètre de quatre pouces au moins, était entièrement gangrénée, exhalait une odeur insupportable, et pour laquelle le médecin avait jugé la présence du chirurgien nécessaire. Le malade ayant été prévenu qu'une opération devenait indispensable, s'y refusa. Le jour même, un de ses parents lui conseilla l'usage de la pommade de *Künckel;* il s'en servit le dimanche suivant, et le mercredi d'après, une des plaies était cicatrisée, et celle où était la gangrène était vermeille et rose ; l'escarre gangreneux avait disparu, le sommeil revenu, ainsi que l'appétit. Nous doutons que ce particulier emploie même deux pots de pommade et plus de deux pintes de *tisane de Künckel.*

«*Signé* DEBALZ.»

Paris, 1er octobre 1819.

C'était de la manière suivante que s'exprimait, à la date du 15 mars 1823, M. Marchand, aujourd'hui médecin en chef du château des Tuileries :

« Parmi les cures nombreuses que j'ai obtenues, je citerai le cas remarquable du sieur Geoffroy, portier, rue Saint-Honoré, n° 286, dont les mains et les pieds étaient couverts de dartres vives et dégoûtantes, depuis plusieurs années, et dont la constitution était épuisée par la suppuration abondante qui en découlait continuellement. En moins de six semaines, cet homme fut délivré de cette hideuse maladie, et maintenant qu'il s'est écoulé plus de huit mois depuis sa guérison, rien n'annonce qu'il soit menacé d'une rechûte.

« J'affirme de plus avoir vérifié le fait de la guérison d'un employé, demeurant à Boulogne, près Paris, qui, depuis plus de vingt ans, avait réclamé infructueusement les soins des médecins les plus éclairés de la capitale, pour des dartres à un bras et à la tête qui lui avaient détérioré entièrement la constitution. Le traitement par les préparations Künckel fut si heureux que ce malade a repris beaucoup d'embonpoint, et que sa guérison lui a permis de se débarrasser d'un cautère qu'il portait depuis l'origine de sa maladie.

« Je me plais à reconnaître l'efficacité de cette nouvelle méthode de traitement des dartres, qui est très-recommandable par son innocuité et ses bons effets. »

Le 23 mars de la même année, M. le docteur Souberbielle, le célèbre doyen de la lithotomie française, écrivait :

« J'ai été témoin des bons effets obtenus par l'emploi des remèdes de M. Künckel dans les affections dartreuses ; je déclare, en conséquence, que ses différentes préparations méritent la plus grande attention des praticiens. »

Le 19 mars 1824, une lettre de M. Geoffroy, docteur-médecin, à Jallancourt (Moselle), contenait le passage suivant :

« Les succès que j'ai obtenus de votre dépuratif anti-dartreux, et les éloges que je reçois journellement, m'engagent à vous féliciter de votre brillante découverte. J'ai fait un recueil d'observations relatives à ce spécifique ; j'espère, d'ici à quelques mois, en joindre d'autres et vous les faire parvenir; je croirais manquer à la reconnaissance due à l'observateur, en conservant vers moi les éloges qui me sont journellement confiés. »

Le 17 mai 1824, M. Égasse, commissaire au bureau de charité du 9ᵉ arrondissement, recommandait à M. le docteur Fourcadelle le sieur Rousselle, ouvrier serrurier; ce médecin le renvoyait avec la note suivante :

« Monsieur Rousselle est dans l'indigence, je le recommande aux soins de M. Künekel; il m'obligera en particulier en lui donnant ses soins. »

A la suite de cette recommandation de M. Fourcadelle, il est convenable de citer la lettre suivante de M. le docteur Bourgeois, secrétaire de la Société de médecine philanthropique :

*Le Secrétaire de la Société médico-philanthropique à M. Künckel.*

« Monsieur,

« La société me charge de vous remercier de l'offre que vous lui avez faite de nouveau d'administrer gratuitement vos préparations aux malades affectés de dartres qui vous seraient recommandés par MM. les Docteurs chargés de donner tous les jeudis des consultations à l'Hôtel-de-Ville.

« Elle a appris avec le plus vif intérêt les succès que vous avez obtenus dans le traitement des sieurs B. et N., que vous avaient adressés MM. les Médecins chargés de nos consultations, et dont la maladie (*d'après la déclaration des sieurs B. et N.*) paraissait avoir résisté jusqu'alors aux divers traitements qui leur avaient été conseillés. »

Outre cette lettre, j'ai entre les mains un grand nombre de bulletins pour malades, que la Société envoyait à M. Künckel, et qu'il soignait gratuitement.

Je ferai remarquer qu'à cette époque, le docteur Fabré-Palaprat était directeur de la Société de médecine philanthropique, dont la confiance avait été provoquée par la guérison de la femme même de M. Fabré-Palaprat; elle était, à l'époque de son traitement, âgée de soixante-dix-huit ans et dans un état désespéré; après l'application de la méthode Künckel, elle prolongea sa vie en pleine santé jusqu'à l'âge de quatre-vingt-douze ans.

Voici une lettre du docteur Deleau jeune, médecin de l'hospice des orphelins, pour les maladies de l'oreille :

« J'ai plusieurs fois été appelé pour suivre les traitements anti-dartreux de M. le docteur Künckel ; je puis affirmer que, dans le plus grand nombre des cas, ils ont été suivis de succès. L'efficacité de sa pommade se fait toujours remarquer dans les dartres disposées à rendre de la sérosité. Souvent celles qui *sont sèches* coulent après l'emploi de ce topique; cette excrétion est toujours d'un heureux présage.

« M. D...., rue St-Denis, et son fils, affectés depuis l'enfance, furent complètement guéris par un traitement de quelques mois.

« *Signé* DELEAU, D.-M. P.,
*Médecin de l'hospice des orphelins, pour le traitement des maladies de l'oreille.* »

Paris, 30 octobre 1832.

Le docteur Deleau est, comme l'on sait, un des praticiens les plus distingués pour le traitement des maladies de l'oreille; il a reconnu depuis plusieurs années que diverses affections de cet organe étaient dues à l'existence d'un vice dartreux; la méthode dont nous parlons ici lui rend dans ces cas les plus grands services, et l'emploi qu'il en fait journellement dans sa clientèle lui a maintenant rendu facile un certain nombre de guérisons de maladies rebelles aux anciens moyens et quelquefois même incurables.

Voici l'extrait d'une lettre de M. Ferrand de Missol :

« MON CHER MONSIEUR KUNCKEL,

« Non-seulement je crois votre traitement utile à la dame que vous m'avez envoyée, mais je suis convaincu que *seul il peut lui être utile* et que, s'il échouait, il n'y a pas une seule médication qu'en conscience je puisse lui conseiller. »

Cette dame était atteinte d'une gastralgie, suite de la suppression d'une maladie de peau effacée par les moyens ordinaires. La méthode Künckel eut pour résultat de rendre une santé complète à la malade.

Il est de mon devoir de faire connaître l'attestation suivante, dont la véracité se trouve confirmée par deux lettres médicales du docteur Dufour (de Villefranche) :

« Ma mère a fait usage des préparations Künckel avec un succès complet pour la guérison d'une plaie dartreuse considérable qui lui couvrait les jambes. Vainement, depuis un an, avait-elle épuisé toutes les ressources de la médecine ; dès l'instant que, sous la direction de M. le baron Alibert et avec les soins de M. le docteur Dufour, elle a eu recours aux préparations de M. Künckel, un mieux sensible s'est manifesté, et quelques mois après, la guérison totale a été obtenue. Depuis lors (environ trois ans), aucune affection du même genre ne s'est déclarée de nouveau.

« Je me fais un véritable plaisir de rendre ce témoignage en faveur de M. Künckel.

« DE BAUDREUIL,

« *Capitaine d'artillerie.* »

Paris, le 6 février 1831.

*Première lettre de M. le docteur Dufour.*

« MON CHER KUNCKEL,

« La guérison de Mme de Baudreuil, femme du maire de Saint-Quentin, m'est tellement présente, que je vous adresse en toute confiance M. l'abbé Dubois, supérieur des missions étrangères, pour une personne à laquelle il s'intéresse. »

Paris, 15 septembre 1832.

*Deuxième lettre de M. le docteur Dufour.*

« Je suis chargé de la part de M. Alibert de vous faire agréer tous ses remercîments et tous ses souhaits de bonne année; sans les occupations qui l'accablent, il aurait eu l'honneur de vous voir. Seriez-vous assez bon pour lui faire parvenir de votre pommade anti-dartreuse, rue de Varennes, 4, attendu que nous voulons en faire l'essai à l'hôpital Saint-Louis; c'est moi particulièrement qui dois présider à ces expériences. J'en tiendrai une note exacte.

« Agréez, je vous prie, l'hommage de mon estime particulière, etc. »

J'ose croire qu'il n'est plus permis, après ces trois lettres, de révoquer en doute l'estime particulière que le célèbre Alibert portait à la méthode Künckel. Sa mort, arrivée prématurément pour la science, a empêché l'accomplissement du projet qu'il avait conçu de doter la pratique des hôpitaux d'un moyen prompt et sûr de guérir des maladies cutanées simples et générales. Il ne faudrait pourtant pas se désespérer, car il existe encore, parmi les cutanistes de l'hôpital Saint-Louis, de hautes intelligences et des hommes dévoués aux progrès de la médecine et aux intérêts de l'humanité.

M. Künckel ayant été appelé à donner ses soins à M. Chargrasse, pharmacien-major à l'hôpital militaire du Gros-Caillou, celui-ci faisait ainsi l'historique de sa maladie et des résultats de la méthode, le 29 février 1832 :

« Étant affecté depuis mon enfance de dartres vives qui me couvraient tout le corps, j'ai fait usage pendant huit ans, sans interruption, de tous les remèdes connus en médecine et indiqués en pareil cas. Bien loin d'en éprouver une amélioration, au contraire, l'intensité de cette cruelle maladie était telle, que la vie m'était devenue insupportable. Enfin, après avoir épuisé toutes les ressources de l'art, j'ai eu connaissance du traitement de cette maladie par M. Künckel ; et après avoir pris des informations auprès des personnes qu'il avait guéries, je me suis décidé, quoiqu'avec défiance, à faire usage de son traitement, qui consiste en poudre, pommade et sirop dépuratif. Combien je regrette de ne pas l'avoir employé plus tôt ! Combien j'aurais évité de grandes douleurs ! Je suis aujourd'hui dans la situation la plus satisfaisante, bien que je ne sois pas encore entièrement guéri, retard dont je ne puis attribuer la cause qu'à mon âge avancé de soixante-cinq ans.

« Je déclare donc que je ne crois pas qu'on puisse employer de remèdes plus avantageux pour combattre cette affreuse maladie, et que c'est un service précieux à rendre à l'humanité en propageant ces moyens de guérison qui, sous tous les rapports, ne peuvent être nuisibles à la santé.

« C'est pourquoi je saisis avec plaisir cette occasion de témoigner à M. Künckel combien je lui ai d'obligations et ma sincère reconnaissance.

« *Signé* CHARGRASSE. »

Paris, 29 février 1832.

*Nota.* Depuis lors, M. Chargrasse a été entièrement guéri, et voici dix années révolues qu'il jouit de la plus parfaite santé; il a aujourd'hui soixante-seize ans.

*Lettre du docteur Vaillant.*

« Vous comprendrez facilement, Monsieur, toute la joie d'un malheureux qui depuis neuf ans réclamait infructueusement les soins des médecins pour des dartres crustacées à la tête, au dos, aux côtés, aux bras et aux jambes, et qui, après avoir été incurable, se voit délivré en quatre mois de cette cruelle maladie, par suite de votre traitement dont j'avais déjà reconnu les bons effets sur plusieurs malades.

« C'est en son nom, Monsieur, que je viens vous témoigner sa sincère reconnaissance.

« Henry Vaillant, D.-M.
« *Du château d'Amilly.* »

7 août 1833.

M. le docteur Brachet, médecin à Lyon, adressait, le 23 novembre 1834, la lettre dont je donne ici un extrait :

« Monsieur, je traite encore dans ce moment, par vos préparations, un malade qui, lorsqu'il s'est présenté à moi, était affecté d'une dartre vénérienne qui lui couvrait tout le scrotum et s'étendait jusqu'à l'anus, où il existe des excroissances qui, jusqu'à présent, ont résisté. Cette dartre, qui existait depuis sept à huit ans, avait été constamment harcelée par des remèdes que les médecins de notre pays croyaient être les plus efficaces. Ce malade a subi deux traitements anti-vénériens ; il a pris dix bouteilles de rob du sieur Boiveau-Laffecteur, il a également pris trente bouteilles d'un sirop qu'on lui disait être dépuratif ; néanmoins la dartre a résisté à tout, si ce n'est à vos préparations, auxquelles elle a été forcée de céder.

« Le malade qui fait le sujet de cette courte observation est âgé d'une quarantaine d'années. Lorsque je l'ai entrepris, il était maigre, pâle et extrêmement faible ; sa dartre lui occasionait une démangeaison bien plus insoutenable qu'une douleur aiguë ; elle exhalait une humeur séreuse, fétide et corrosive : cette sérosité était tellement abondante, qu'il est inouï la quantité de linge qu'il mouillait chaque jour. Ce malade, aujourd'hui, a déjà repris de la fraîcheur et de l'embonpoint ; il est fort content de votre traitement qu'il continue. Je lui ordonne des frictions avec la pommade sur les excroissances, et la continuation de vos remèdes, qu'il prend d'autant plus volontiers qu'il s'en trouve bien. »

Cette note est importante dans ce sens qu'elle démontre l'efficacité de la méthode Künckel contre les affections vénériennes constitutionnelles. Depuis lors, il en a été fréquemment fait usage dans des cas semblables, et presque toujours avec succès; il convient toutefois de remarquer que la guérison est plus facile et plus rapide, si l'affection syphilitique se complique d'une maladie cutanée à caractère défini; on sait que tous les autres traitements sont précisément dans le cas contraire, ils se contrarient les uns les autres, et c'est la cause principale des échecs qu'ils éprouvent dans les dermatoses syphilitiques.

Lettre du docteur Cottereau à M. Künckel :

« Monsieur et très-honoré confrère,

« Vous m'avez demandé l'historique succinct de la maladie de madame la baronne de W... et de mademoiselle sa sœur. Voici, en peu de mots, la marche qu'ont suivie les accidents depuis l'invasion du mal : Issues de parents dartreux, ces dames ont été elles-mêmes affectées, dès leur bas-âge, d'un *herpes* qui a long-temps résisté à tous les remèdes appropriés. Enfin, sous l'influence d'une médication prescrite par un empirique de Londres, l'affection cutanée a disparu subitement; mais bientôt des symptômes d'un autre genre sont survenus, et ont fait craindre une lésion des organes pulmonaires, que jusque-là rien n'avait pu faire pressentir.

« Les moyens usités en pareille circonstance ayant été employés sans succès pendant plus d'un an, et le mal allant toujours croissant, les deux malades firent le voyage de Paris, et vinrent réclamer mes soins. D'après les renseignements qu'elles me fournirent sur le début de la maladie, je crus devoir considérer l'affection pulmonaire comme une suite naturelle de la disparution trop brusque de celle qui avait pendant si long-temps occupé l'appareil tégumentaire externe, et, en conséquence, votre traitement spécial fut mis en usage. Un mois s'était à peine écoulé que déjà un mieux sensible pouvait être remarqué; et, dans les deux mois qui suivirent, la cessation complète de tous les accidents fut obtenue.

« Aujourd'hui, après cinq mois et plus de guérison, la santé n'a pas fléchi un seul instant. La force, l'embonpoint et la fraîcheur sont revenus; et ces dames, qui n'ont plus que le souvenir de ce qu'elles ont souffert, ne peuvent trop se louer des moyens auxquels elles sont redevables d'un rétablissement qu'elles n'osaient plus espérer. Elles me chargent de vous en témoigner de nouveau toute leur reconnaissance, et c'est avec un bien vif plaisir, Monsieur, que je m'empresse de le faire, puisque j'y trouve une occasion de vous faire agréer l'assurance de la considération bien distinguée avec laquelle j'ai l'honneur d'être

« Votre tout dévoué confrère,

« Cottereau. »

L'indication donnée dans cette lettre est remarquable, surtout partant d'un homme d'un aussi profond savoir que M. le docteur Cottereau; elle démontre, en effet, que non-seulement le traitement convient pour détruire une maladie de peau apparente, mais qu'il attaque encore les affections cutanées latentes ou dissimulées. Plus tard, aux observations, nous citerons des faits qui ne laisseront planer aucun doute sur cette importante question thérapeutique.

Quoique le fait suivant se trouve placé entièrement en dehors des questions de maladies de la peau, je pense devoir le citer afin de prouver en même temps et l'innocuité et l'utilité de la pommade de Künckel.

Voici ce que je trouve dans le *Journal de Rouen*, en date du mardi 12 septembre 1820 :

« Le sieur Hénault, ouvrier orfèvre, rue de la Tuilerie, père de la jeune et infortunée victime de l'évènement arrivé le 1er novembre dernier, rue des Vergetiers, croit devoir informer le public de la prompte guérison qu'a obtenue sa fille à l'aide de la pommade dite *de Künckel*, que lui a appliquée M. Ay, aide-chirurgien-major au 2e régiment de la garde. »

On a dû remonter à la source de cet article, avec d'autant plus de raison que l'orthographe du nom était imparfaite; il en est résulté que la demoiselle Hénault avait été victime d'une brûlure presque générale, que M. Ay, ayant été témoin de l'action cicatrisante de la pommade de Künckel, en proposa l'emploi au moment où la malade était désespérée, que cette malade était hors de danger le 15 novembre 1820, et parfaitement guérie à la date de l'article précité. Le docteur Flobert, chirurgien à l'hôpital de Rouen, a été témoin de ce fait, et la pommade a été prise chez M. Botenthuit, pharmacien, rue Grand-Pont, à Rouen.

J'ai retrouvé aussi une attestation constatant le même fait et signée de MM. Hénault, Duchesne-Franconville, Bell, Coutelier et Dupuis, négociants de Rouen. Cette pièce est entre mes mains et se rapporte entièrement à la pommade Künckel, car ici l'orthographe du nom est sur le certificat écrit.

Je termine cette énumération de preuves étrangères à la pratique particulière de MM. Künckel père et fils, par une correspondance que le célèbre docteur Pariset m'a autorisé à publier :

*Lettre de M. Pariset, Secrétaire perpétuel de l'Académie de Médecine, à M. Künckel.*

ACADÉMIE ROYALE DE MÉDECINE.

Paris, le 16 octobre 1837.

« Je prends la liberté de recommander à la bienveillante humanité de M. Künckel celui qui lui présentera cette lettre : c'est le portier de notre hôtel. La fortune de ce pauvre homme est bien peu de chose. Il est affecté d'une maladie que les plus habiles médecins n'ont pu soulager, et dont la guérison est réservée, je pense, aux remèdes de M. Künckel. Cette maladie est un obstacle à tout travail, et M. Künckel juge bien qu'un homme mis hors d'état de travailler, qui est père de famille, a bien peu de ressources : à peine peut-il se suffire.

« Mes salutations de tout mon cœur à M. Künckel.

« E. PARISET. »

*Lettre de M. Künckel à M. Pariset.*

Paris, ce 24 décembre 1840.

« Mon cher monsieur Pariset,

« Vous vous rappelez que, dans le temps, vous m'avez adressé le portier de l'hôtel de l'Académie royale de médecine, atteint gravement d'une maladie de la peau qui couvrait tout le corps. Je vous ai prévenu alors que cette maladie si ancienne et si grave, qui affectait même les organes internes, ne pouvait pas se guérir complètement du premier traitement, et qu'il fallait refaire un petit traitement à chaque renouvellement de saison, pendant plusieurs années, pour parvenir à la guérison complète et radicale.

« Ce malade ne s'étant plus présenté chez moi depuis le printemps dernier, je prends la liberté de vous demander des nouvelles de sa position actuelle. Comme je lui ai toujours fourni les médicaments gratuitement, je me flatte de croire que son état est satisfaisant.

« Veuillez, Monsieur, m'honorer d'un mot de réponse pour que je puisse me rendre compte de l'efficacité de mon traitement dans un cas aussi grave.

« Agréez, Monsieur, l'assurance de la plus parfaite considération de votre très-dévoué serviteur,

« Kunckel. »

*Réponse de M. Pariset.*

« Mon cher monsieur Kunckel,

« Je comprends votre sollicitude. Notre concierge avait une maladie de peau universelle, affreuse, opiniâtre; vous l'avez réduite à presque rien : la jambe droite, seulement, en conserve encore quelques traces. J'ai souvent grondé le malade de sa négligence. S'il avait été plus docile, il serait sans doute guéri, et je pense qu'au printemps prochain vous aurez peu à faire pour consommer cette guérison. Mais encore faut-il qu'il consente à son propre bien-être, et j'espère le persuader à cet égard.

« Bonjour, cher Monsieur; agréez mes salutations bien cordiales, et tous mes remercîments pour ce pauvre malade.

« *Signé* E. PARISET. »

Passy, le 27 décembre 1840.

Voici déjà bien des preuves en faveur de la méthode Künckel. Toutes les classes de la médecine y ont contribué, depuis l'humble chirurgien de régiment jusqu'aux plus hautes sommités des hôpitaux, de l'Académie et de l'École-de-Médecine, et il est déjà imposible de révoquer en doute le sérieux de son application médicale. Ce n'est pourtant pas encore assez, et le chapitre suivant sera entièrement consacré à une série d'observations tirées de la pratique particulière de M. Künckel père et de M. Philippe Künckel, et là, comme dans ce qui précède, on appellera l'appui de toutes les autorités.

# CHAPITRE DEUXIÈME.

## OBSERVATIONS.

On conçoit que voués exclusivement à la pratique civile, MM. Künckel, père et fils, ne sont pas en droit de publier toutes les observations qu'ils pourraient avoir à leur disposition. En effet, la plupart des personnes atteintes de maladies de la peau se cachent autant qu'il le leur est permis. Un triste préjugé les empêche d'avouer qu'elles sont malades, et quand elles ont été guéries, elles cherchent à dissimuler qu'elles l'ont été. En général, on se cache d'une maladie de la peau comme d'une affection honteuse, et il semble que la réprobation qui pesait sur les malheureux lépreux du moyen-âge ait survécu à la chute des nombreuses erreurs de cette époque. Il a donc fallu éviter avec soin de blesser les convenances, surtout à l'égard de malades dont la position sociale demande à être respectée.

Toutefois, un certain nombre ont bien voulu permettre qu'on publiât les observations qui les concernent, et comme il est peu considérable relativement à celui des malades guéris, il en est résulté cet avantage que la plupart des faits cités portent sur des affections qui n'existent plus depuis plusieurs années et qui n'ont donné lieu à aucune récidive, ce qui est le cas le plus ordinaire de la méthode

Künckel. Du reste, une longue expérience acquise nous permettra de donner, dans un mémoire subséquent, les genres de maladies de la peau où des rechutes sont possibles ou probables, et en même temps d'indiquer les précautions convenables pour les prévenir.

Je commence la série des observations recueillies.

### PREMIÈRE OBSERVATION.

M. Nouël (d'Angoulême). — Je n'ai point de détails circonstanciés sur ce malade et sur les phases de son affection ; je sais seulement qu'elle consistait dans une plaie résultant d'une fracture comminutive de la jambe à la suite d'une chute ; qu'après la réduction de la fracture et sa guérison, la plaie persista, devint scorbutique, et que la jambe tout entière fut consécutivement affectée d'exzema; que M. Künckel guérit ce malade en moins de deux mois dans le courant de l'année 1813. Je possède la preuve de ces faits dans une lettre de M. Nouël, que sa teneur ne me permet pas de reproduire ici.

Je n'aurai point cité cette observation, si la guérison du sieur Nouël ne datait pas de l'année 1813; elle démontre, en effet, que dès lors la méthode Künckel était appliquée et qu'on en obtenait de belles cures. Quelques personnes, qui alors étaient à peine nées et qui ont élevé des doutes intéressés sur l'époque de cette importante découverte, pourront, s'il leur plaît, contester aussi ce fait remarquable de preuve de date.

### DEUXIÈME OBSERVATION.

*Lèpre léontine, éléphantiasis tuberculeux.*

Victoire Sollieu, âgée de vingt ans, était à l'hôpital

Saint-Côme ; elle avait tout le membre inférieur droit recouvert d'un éléphantiasis tuberculeux ; une suppuration énorme s'était produite sous le derme hypertrophié, et se faisait jour à travers une foule de petites fistules qui occupaient presque partout le point central des tubercules, de telle sorte que si l'on comprimait le membre malade, le pus jaillissait par une infinité de gerbes.

La malade était désespérée, et la maladie était en même temps si hideuse et si curieuse, que M. Jules Cloquet crut devoir en prendre le moule dont la reproduction est aujourd'hui déposée au musée Dupuytren, après l'avoir été à celui de la Faculté de médecine de Paris.

M. Künckel osa essayer la cure de cette malade ; mais pour cela il dut la faire sortir de l'hôpital. Il lui fit fournir à ses frais les médicaments nécessaires, la nourrit et lui paya son logement ; ce qui ne fut pas sans difficulté, car l'odeur infecte qui s'exhalait de la plaie immense produite par l'éléphantiasis ne permit de la faire admettre que dans un hôtel de bas étage de la rue d'Argenteuil, et ce furent des prostituées qui seules consentirent à être ses gardes-malades.

Victoire Sollieu fut soumise au traitement complet. Dès le troisième jour, l'odeur avait disparu ; quinze jours plus tard, la suppuration sanieuse faisait place à un pus de bonne nature ; après un mois, les bourgeons baveux commençaient à s'affaisser ; à la fin du deuxième mois, la surface était devenue uniforme, la suppuration n'existait plus et les ongles tombés reparaissaient déjà, car au milieu de tous ces désordres, leur matrice, quoique frappée d'inertie, n'avait point été détruite ; dès-lors, une légère compression fut alliée au traitement, et enfin la guérison était complète après le sixième mois révolu.

Cette jeune fille s'est mariée depuis à un chirurgien de la province, et a été ensuite perdue de vue.

L'éléphantiasis dont il vient d'être question est la seule maladie à laquelle on doive donner ce nom; seul, en effet, il attaque simultanément le tissu continu du derme et les petits organes (cryptes, bulbes pileux, follicules muqueux) qui sont interposés entre ses replis; les autres maladies désignées sous le même nom, et qui n'affectent que le derme proprement dit, doivent être classées parmi les variétés du genre lèpre.

J'ai cité ce cas dans le dessein de prouver que la méthode Künckel pouvait combattre avec avantage les affections cutanées les plus compliquées, et que pour en obtenir d'heureux résultats, il suffisait d'une bonne direction et d'une persévérance que malheureusement on est loin de trouver chez certains malades qui, s'ils restent dans leur état fâcheux, n'y restent que par leur faute.

A la suite de cette observation, j'en citerai une autre de M. Philippe Künckel, qui se rapporte en tous points à la précédente, quoique le résultat n'en ait pas été aussi heureux.

Un colon de Porto-Rico, M. Francesco Espar, vint à Paris pour y faire soigner ses trois enfants atteints de la lèpre léontine; de ces trois enfants, le plus âgé, un garçon, en même temps le plus malade, fut soumis à la méthode Künckel; le second, une fille, fut soigné par la créosote(1) et la pommade de goudron, sous la direction du

(1) Il est à remarquer que la créosote a été introduite dans la thérapeutique des maladies de la peau, et notamment des plaies ulcérantes, par M. Philippe Künckel, à qui M. Reichembach, célèbre chimiste allemand, en avait envoyé le premier flacon qui ait été vu en France; il faut ajouter même que sa pommade de goudron n'agit que par la créosote qu'elle renferme.

docteur Coster ; le troisième, une fille également, subit la méthode arsénicale, d'après les conseils de M. Biett. Les deux derniers malades succombèrent assez rapidement à l'affection dont ils étaient atteints; le premier, qui était, comme je l'ai dit d'abord, le plus malade, non-seulement survécut à ses deux sœurs, mais son état s'était singulièrement amélioré, lorsque des circonstances particulières obligèrent M. Espar à retourner à Porto-Rico et à continuer à traiter son dernier enfant loin des yeux du médecin de Paris. Depuis lors, ce malade a été perdu de vue ; tout porte à croire qu'il a guéri.

### TROISIÈME OBSERVATION.

### *Exzema général.*

M. l'abbé Fleuriel était atteint d'un exzema qui recouvrait la presque totalité du corps et dont le point de départ était le cuir chevelu ; les cheveux avaient blanchi, ce qui pouvait s'expliquer par l'âge du malade qui avait alors cinquante-huit ans. La tête dut être rasée ; le traitement dura cinq mois, après lesquels les cheveux repoussèrent noirs, ce qui était la couleur ordinaire de M. Fleuriel avant son affection.

*Nota.* Ce malade, qui a vécu long-temps encore après sa guérison, a présenté le fait remarquable de l'influence que peut avoir un exzema sur la coloration des poils qui recouvrent une partie. Ici, l'hypertrophie du derme avait par suite dénaturé les sécrétions folliculaires, et l'espèce d'huile spéciale qui colore les cheveux ne se sécrétait plus. Après la guérison, au contraire, les sécrétions s'étant rétablies à l'état normal, la coloration des cheveux est revenue telle qu'elle devait être en état de santé.

QUATRIÈME OBSERVATION.

Madame Courtois, lampiste, rue Saint-Honoré, n. 178.

M. Courtois, ayant été amputé pour une tumeur blanche au genou gauche, se maria après l'opération et eut successivement sept enfants; les six premiers, sans exception, périrent d'affections scrofuleuses, et le septième en était atteint lorsqu'en 1822 il fut soumis à la méthode Künckel, au moyen de laquelle cette jeune malade, âgée de quatre ans seulement, fut rétablie en parfaite santé, ce qui a persisté jusqu'à ce jour.

Cependant madame Courtois redevint enceinte; redoutant avec raison pour ce nouvel enfant le sort de tous les autres, elle se décida à subir elle-même un traitement; M. Künckel lui prescrivit sa méthode, sans avoir égard à l'état de grossesse de cette dame, et lui fit prendre ses poudres purgatives et son sirop dépuratif. Cette médication hardie, loin d'avoir sur la mère une influence fâcheuse, amena pour résultat un enfant bien portant et qui ne s'est jamais ressenti de la maladie scrofuleuse qui avait successivement enlevé six des enfants de la famille Courtois et failli faire périr le septième. Il en fut de même de cinq grossesses qui suivirent et pendant lesquelles la mère s'astreignit à un traitement sévère.

CINQUIÈME OBSERVATION.

Madame Ler...., pâtissière, rue du Bac, n. 28, était atteinte d'un varus gutta-rosea de la face, maladie dont était également affectée sa mère, madame Pothey, libraire; c'était peu après la naissance que la maladie s'était développée, d'abord avec le caractère de l'exzema. Malgré cette infirmité, madame Ler.... s'était mariée à l'âge de vingt-cinq ans. Peu de temps après, elle devint enceinte et accoucha à terme d'un enfant dartreux qui ne vécut que quinze jours; redevenue enceinte, elle eut un second enfant qui mourut de la même manière. Il est à remarquer que dans ces cas il s'était manifesté le sphacèle des extrémités au moment de la mort.

Une troisième grossesse eut lieu; on conçoit les terreurs de la mère, et, en effet, les antécédents n'étaient guère de nature à rassurer; elle était arrivée au terme de six mois, lorsque le médecin ordinaire de la famille, M. le docteur Duplant, crut devoir faire appeler M. Künckel.

Comme dans l'observation précédente, on fit usage du traitement interne, mais on y adjoignit la pommade sur le visage; il se manifesta un suintement abondant; quinze jours suffirent pour enlever l'apparence du mal local, mais des prescriptions générales furent continuées jusqu'à la fin du huitième mois; le terme arrivé, l'accouchement fut heureux de tous points, et l'enfant, qui était un garçon, a pu être élevé et n'a porté aucune trace du mal de sa mère.

Madame Ler.... a eu depuis une fille qui se porte également bien.

### SIXIÈME OBSERVATION.

Madame Charles, fruitière, passage Beaufort, était atteinte d'un exzema qui recouvrait tout le bras gauche.

Sauf la localisation du mal, cette observation reproduit

de point en point celle de madame Ler..... C'est pourquoi je n'entrerai pas dans de nouveaux détails; j'insisterai seulement sur le fait qu'après avoir perdu ses deux premiers enfants presque immédiatement après l'accouchement, elle a pu élever la fille qu'elle eut à la suite de la grossesse pendant laquelle elle fut soignée, ainsi qu'une autre fille qu'elle eut plus tard.

*Nota.* Je ne saurais trop appeler l'attention sur les trois observations qui précèdent; elles établissent presque un fait nouveau en pratique médicale.

La position particulière de la femme enceinte a toujours fait répugner à l'emploi de médicaments actifs, et ceci avec une apparence de raison. Cependant voici trois faits, et l'on en pourrait citer beaucoup d'autres, où un traitement pendant la grossesse a eu manifestement sur l'enfant une influence salutaire.

Les craintes que l'on éprouve à donner des soins aux femmes enceintes ne seraient-elles point exagérées, surtout lorsqu'il s'agit de maladies chroniques héréditaires. Il est certain que, pendant la grossesse, la femme est soumise à une influence spéciale, et qu'elle participe à une vie organique qui n'est pas celle de tous les jours. Tantôt, la moindre chose l'agite et la trouble; tantôt aussi elle supporte des excès incroyables; les goûts, les facultés physiques, l'intelligence même, peuvent prendre une direction anormale, et tout cela dépend de l'état particulier d'un organe. N'y a-t-il pas beaucoup d'instinct dans le développement de certains besoins, et est-ce là une question à mépriser?

Je crois pouvoir dire qu'avec quelques précautions pratiques, il est aussi facile de soigner une femme enceinte qu'une autre; la femme enceinte est saignée impunément et le plus souvent avec avantage ; et si on craint de lui administrer un purgatif doux, cela ne viendrait-il pas de ce que certains individus font usage des drastiques dans le but de provoquer l'avortement. Or, des drastiques aux minoratifs, il y a une terrible différence, et les dépuratifs ne peuvent jamais qu'être utiles.

Enfin, il est permis de penser que l'homme, plus facile à modifier dans l'enfance que dans l'âge adulte, l'est encore davantage dans la vie intrà-utérine, et si l'on parvient à guérir un enfant en modifiant le lait de la nourrice, pourquoi ne parviendrait-on pas à prévenir les maladies héréditaires en modifiant le sang de la mère.

Enfin, M. Philippe Künckel cite un cas qui lui est particulier, et qui vient à l'appui de la thèse que l'on propose ici. Il fut appelé pour donner ses soins à une dame atteinte d'un engorgement déjà ancien du col utérin ; il lui administra l'iodure de potassium allié aux dépuratifs généraux. Quelque temps après, on s'aperçut que cette dame était enceinte ; mais comme ses fonctions organiques n'étaient nullement altérées par le traitement suivi, il fut continué et cessé seulement vers le milieu du septième mois. Après l'accouchement, qui se fit sans difficulté, il fut facile de reconnaître que l'engorgement avait disparu. Cette malade a depuis eu un nouvel enfant, et aucun symptôme de son affection de matrice ne s'est représenté.

### SEPTIÈME OBSERVATION.

En 1823, M. Descourtilz, docteur en médecine, adressa à M. Künckel, son ami intime, M. Gérard de Bury, ancien avocat, alors âgé de soixante-dix-sept ans : ce malade était affecté d'un exzema chronique général ; il était considéré comme incurable, et son état semblait désespéré.

Il fut, malgré son âge et sa constitution débilitée, soumis au traitement complet ; le corps tout entier fut enveloppé avec la pommade, et les poudres et le sirop furent administrés d'après la méthode ordinaire. Quinze jours après, le malade put se lever ; deux mois après, la maladie avait presque entièrement disparu ; au bout d'un an, il n'en restait plus de traces. Depuis lors, M. de Bury s'est conservé dans le meilleur état de santé. Cet admirable vieillard, âgé aujourd'hui de quatre-vingt-dix-neuf ans, a conservé toutes ses facultés, gardé toutes ses dents ; il fait souvent à pied le voyage du Petit-Montrouge, où il demeure, dans les quartiers les plus éloignés de Paris, et il espère bien tromper encore, pendant quelques années, ses héritiers, s'il en a.

L'on demande à ceux de nos confrères qui sont encore imbus de l'idée qu'une maladie de peau ne doit point être guérie chez un vieillard, qu'elle lui est au contraire un exutoire utile, si le fait que l'on vient de citer n'est point de nature à les faire réfléchir sur leur opinion ? Il serait vraiment à désirer que, dans l'intérêt de l'humanité malade, on revînt d'un préjugé d'autant plus nuisible qu'il est plus passé dans nos mœurs ; cependant, en y pensant bien, on se persuaderait facilement que tout état anormal est destructeur de la vie, et que tout ce qui peut ramener à la condition normale est une source de plus de conservation.

### HUITIÈME OBSERVATION.

*Exzema compliqué d'acné disseminata recouvrant la totalité du corps.*

M. G****, confiseur, demeurant à Paris, rue du

Bac, n. 31, était, depuis de longues années, affecté d'un exzema compliqué d'acné disseminata. Cette maladie recouvrait la totalité du corps et était considérée comme incurable. Les démangeaisons continuelles, accompagnées souvent de douleurs lancinantes, et l'odeur fétide qui s'exhalait des surfaces morbides au point d'éloigner les personnes qui s'approchaient de M. G****, lui avaient rendu la vie insupportable.

Il fut soigné par M. Künckel, de concert avec le docteur Duplan, médecin ordinaire de la maison. Dès les premiers jours du traitement, la pommade, appliquée en emplâtres sur tout le corps, produisit une puissante réaction ; un suintement séreux s'établit et devint bientôt énorme ; au bout de quinze jours, il fit place à un état supportable, quoique l'affection fût loin d'être guérie ; ce ne fut qu'après cinq mois révolus que la guérison fut complète, et encore fallut-il, aux époques de printemps et d'automne des deux années qui suivirent, combattre des récidives.

Je n'ai point besoin de dire que le traitement interne, dont je développerai plus tard la composition et les motifs, fut employé en même temps que le traitement externe.

Voici dix-sept ans que M. G**** n'a plus ressenti aucune atteinte de son mal.

*Nota.* Je ferai remarquer que les maladies compliquées d'acné, ou de prurigo, sont de toutes les plus suettes à récidive, et qu'elles ont presque toujours besoin de plusieurs traitements successifs.

### NEUVIÈME OBSERVATION.

*Scorbut affectant les membres inférieurs.*

Madame de Baudreuil était, à l'âge de soixante-et-onze ans, affectée d'un scorbut cutané qui recouvrait les deux jambes, et que les habitudes de malpropreté de la malade n'avaient pas peu contribué à rendre grave. Cet état durait depuis plusieurs années.

Soignée d'abord à Saint-Quentin par les médecins du lieu, et n'ayant obtenu aucun soulagement, elle vint à Paris consulter le célèbre Alibert qui la soumit au traitement de l'hôpital Saint-Louis; après plusieurs mois de tentatives inutiles, le mal n'ayant fait qu'augmenter, ce grand praticien eut recours à l'emploi de la méthode Künckel; la dame de Baudreuil la suivit sous la direction de MM. Alibert et Dufour de Villefranche.

On sait déjà le résultat de ce traitement (1) sur lequel on a dû revenir ici pour faire connaître le caractère de la maladie et le temps de la cure qui fut de quatre mois; cette dame est morte depuis, âgée de 83 ans, et par accident; elle a péri dans un incendie.

### DIXIÈME OBSERVATION.

*Acné indurata de la face.*

Le docteur L..... portait une acné indurata de la face, contre laquelle tous les moyens ordinaires de la médecine avaient été épuisés; cette cure, inouïe pour sa durée,

(1) Voir chapitre 1er, correspondance de MM. Künckel, de Baudreuil et Dufour de Villefranche.

s'est opérée en dix-huit jours, et sans récidive ni accidents consécutifs. Je ferai du reste remarquer que les récidives sont beaucoup moins à craindre chez l'homme que chez la femme.

### ONZIÈME OBSERVATION.

*Psoriasis, lepra vulgaris, herpes furfuraceus circinnatus, dartre furfuracée arrondie.*

M. le prince de R..... était affecté d'un psoriasis général qui recouvrait la totalité du corps, à l'exception de la face, des pieds, des mains et d'une partie du cuir chevelu. Ce malade avait subi successivement les traitements qui lui avaient été imposés par les principaux cutanistes de France, d'Italie et d'Allemagne ; plusieurs guérisons temporaires avaient été obtenues par les divers moyens ordinairement employés. La méthode que nous préconisons ici a seule pu enlever le mal sans récidive, dans un temps qui n'a pas dépassé six mois ; depuis sept ans que ce malade a été guéri, il n'a éprouvé aucune rechute.

### DOUZIÈME OBSERVATION.

*Même maladie.*

M. Cauvin-Caille, fabricant à Saint-Quentin, était atteint de la même maladie que le prince de R..... ; il vint demander les conseils de M. Philippe Künckel ; mais des circonstances que je n'ai pas à détailler ici l'empêchèrent de continuer son traitement au-delà de trois mois. Vers ce temps, le malade s'abstint de toute médication, et cependant, quoiqu'il ne se fût astreint qu'à un régime hygiénique, l'influence de la méthode continua à se faire sentir, et le malade fut tout-à-fait guéri vers la fin du cinquième mois.

M. Philippe Künckel fait observer que ce fait se présente souvent dans les diverses variétés du psoriasis, et que, chez nombre de malades. Il convient de cesser tout traitement aussitôt que l'hypertrophie du tissu est entièrement détruite ; dès lors, la cure s'achève par l'emploi de simples précautions hygiéniques. Il y a cependant une variété qui échappe à cette loi, c'est celle que l'on pourrait désigner sous le nom de psoriasis exzemateux, qui est en même temps la plus opiniâtre, et qui même me paraît tout-à-fait incurable chez certains malades.

### TREIZIÈME OBSERVATION.

*Lèpre squammeuse de la face.*

Une jeune fille, Ernestine Jollidon, était atteinte d'une lèpre de la face qui occupait les deux joues et le tour de la bouche ; elle se caractérisait par l'hypertrophie du derme, fendillé par une infinité de fissures qui se réunissaient en faisceaux vers les commissures des lèvres ; des squammeuses larges et épaisses recouvraient les parties malades, et l'épiderme était comme corné. La malade avait vingt ans et souffrait depuis l'âge de cinq ans.

Après avoir inutilement tenté de modifier ce mal au moyen de la méthode Künckel seule, M. Philippe Künckel fit tomber l'épiderme au moyen de vésicatoires volants, qui furent pansés comme s'ils étaient eux-mêmes maladies de peau. A dater de ce jour, le mal se modifia et la guérison fut bientôt obtenue.

Cette jeune femme jouit, depuis quatre ans, de la plus belle santé ; elle ne porte aucune trace de son mal ; elle a été soignée sous les yeux du docteur Mancel.

### QUATORZIÈME OBSERVATION.

### *Lèpre furfuracée de la face.*

M. D*, maître de poste à Vernon, portait à la joue gauche une maladie ainsi caractérisée : rougeur de la peau diminuant du centre à la circonférence, furfurs blanchâtres et abondants, hypertrophie du derme et des tissus sous-jacents ; point de démangeaisons ou très-peu ; de plus, des éphélides furfuracées s'étaient manifestées sur diverses parties du corps. Ce malade était atteint depuis plus de vingt ans, lorsqu'il se confia à M. Philippe Künckel, à qui il était recommandé par les docteurs Amussat et Amédée Aussandon.

M. D* fut soumis à la méthode Künckel pendant trois mois. A cete époque du traitement, la peau avait repris sa coloration normale et l'hypertrophie avait presque entièrement disparu ; ce qui fut constaté par le docteur Cypriani, médecin du grand-duc de Toscane, qui avait bien voulu suivre cette cure. A cette époque, on jugea à propos de confirmer la guérison par l'emploi des bains de mer dont il fut pris une saison, après laquelle le malade revint sans aucune apparence de son affection ; toutefois, comme une rechute avait paru avoir lieu l'année suivante, M. D* suivit un nouveau traitement et prit une nouvelle saison de bains. Rien de nouveau ne s'est manifesté depuis.

### QUINZIÈME OBSERVATION.

*Ecthyma chronique.*

Une dame de Quincy, près Paris, était affectée d'un ecthyma chronique qui se développait spécialement sur le dos, la poitrine et les deux cuisses ; du reste, la santé de cette malade était bonne et sa constitution vigoureuse ; l'âge était de soixante-cinq ans. L'ecthyma avait commencé à se manifester à l'époque de la cessation des menstrues, et jamais auparavant la peau n'avait été atteinte ni de maladie proprement dite, ni de celles qui ont pour cause un principe contagieux quelconque. Après cinq semaines de traitement, la cure fut complète, et il n'y a eu aucune récidive.

### SEIZIÈME OBSERVATION.

*Exzema simplex.*

M. Thimothée Dehay, un de nos littérateurs les plus distingués, était atteint depuis plusieurs années d'un exzema simplex qui recouvrait l'abdomen, les testicules, la partie externe et supérieure des cuisses et le tiers inférieur des deux jambes ; ces dernières parties, notamment, étaient indurées et même lardacées. Ce malade, d'un tempérament éminemment nerveux, éprouvait des souffrances inouïes ; il y avait quinze mois qu'il était réduit à garder le lit, lorsque MM. Künckel furent consultés : l'application de leur méthode eut un succès complet. Au bout de six mois, la maladie était guérie, et voici bientôt six ans que M. Dehay jouit de la plus parfaite santé.

Après les faits dont l'on vient de faire l'historique, nous devons citer quelques observations relatives aux maladies latentes de la peau, qui sont de deux ordres : soit qu'on les considère comme conséquences d'anciennes affections cutanées répercutées ou trop brusquement supprimées, soit qu'elles se présentent sous le point de vue d'affections nerveuses, sous forme hystérique, gastralgique ou entéralgique. Nous avons déjà vu dans la première partie l'observation remarquable du docteur Cottereau ; je vais y ajouter quelques faits importants.

### DIX-SEPTIÈME OBSERVATION.

*Exzema compliqué de prurigo et d'acné disseminata, simulant une affection utérine.*

Madame Bardot, giletière, demeurant à Paris, rue Tiquetonne, n° 27, recevait les soins du docteur Hoffmann pour une maladie de l'utérus ; tous les moyens ordinairement employés ayant échoué, la malade fit appeler successivement plusieurs praticiens, parmi lesquels se trouvait M. Philippe Künckel.

Ce dernier reconnut au toucher une hypertrophie du col utérin, mais sans indication ; il remarqua, de plus, un écoulement vaginal qui tachait le linge d'une couleur rouille. A l'examen au speculum, il fut reconnu que la coloration du col n'était point altérée, que nul écoulement n'avait lieu par son orifice, qu'enfin il existait sur toute l'étendue de la muqueuse vaginale une quantité innombrable de petites papules d'où s'écoulait en abondance le liquide roussâtre dont il a été parlé tout à l'heure.

Après cet examen, M. Philippe Künckel conclut qu'il

avait affaire à une simple maladie de la peau et diagnostiqua une acné vaginale irritant par contact le col utérin lui-même; cette opinion parut hardie, parce qu'elle était neuve. Les conseils donnés alors ne furent point écoutés, et la malade continua à être soignée sous le point de vue de l'affection utérine et sans plus de succès qu'auparavant.

Cependant cinq mois plus tard, à la suite d'une vive contrariété, la dame Bardot vit tout-à-coup cesser l'écoulement vaginal, et quelques jours après, il se développa sur le tiers inférieur de chaque jambe et le coude-pied tout entier un exzema compliqué d'une affection prurigineuse des bulbes cutanées; alors M. Philippe Künckel fut rappelé par les conseils du docteur Hoffmann lui-même; il donna ses soins à la malade qui guérit en quatre mois environ. Il est inutile de dire que la prétendue maladie utérine avait disparu avec l'apparition de la maladie externe.

L'observation suivante est encore plus remarquable: elle est aussi due à M. Philippe Künckel.

### DIX-HUITIÈME OBSERVATION.

*Gastralgie, traitement par les révulsifs externes, apparition d'une acné tuberculeuse.*

Mme L....., rue des Colonnes, à Paris, a eu quatre enfants qui tous ont participé ou participent à la constitution nerveuse de la mère. Elle était depuis longues années tourmentée d'une gastralgie intense qui s'accroissait de jour en jour; les conditions de santé étaient devenues insupportables; ce fut alors que M. Philippe Künckel proposa l'application d'une série de vésicatoires volants sur les deux bras. Après plusieurs renouvellements des exutoires, il se manifesta une affection acnoïde qui revêtit bientôt tous les caractères de l'éléphantiasis tuberculeux ou lèpre léontine; un suintement énorme se produisit sur toute l'étendue du bras et de l'avant-bras gauche; mais en même temps, la gastralgie avait disparu.

On traita dès-lors la maladie sous le point de vue de l'affection de la peau. La méthode Künckel la guérit en moins de trois mois, et la malade est bien satisfaite aujourd'hui d'avoir été à ce prix débarrassée de la gastralgie qui l'avait si long-temps tourmentée.

Voici donc une névrose qui s'est traduite en éléphantiasis. Je n'ai pas besoin d'ajouter de réflexions à cette magnifique observation, unique peut-être dans les annales de la médecine cutanée.

## DIX-NEUVIÈME OBSERVATION.

### *Psoriasis exzemateux, complication.*

Deux observations seront réunies ici; l'une et l'autre ont leur importance particulière en pratique médicale, et il est convenable de les faire précéder de quelques considérations spéciales.

La plupart des médecins cutanistes ont eu le tort de s'arrêter plutôt à l'apparence des maladies de la peau qu'à l'ensemble des accidents dont elles peuvent être cause occasionelle; il en est résulté que l'on a donné des noms différents à des maladies de même nature. Ainsi, pour Biett, Battemann et Alibert, un psoriasis est un psoriasis, et qu'on le désigne par le nom de *lepra vulga-*

*ris* ou tout autre, c'est pour tous les dermatologues la même affection, sans autre distinction que celle de la forme apparente.

Nous devons avouer que cette maladie ne présente pas toujours la même simplicité; elle est au contraire du nombre de celles qui se compliquent le plus fréquemment de l'exzema ou du lichen, et nous ajouterons que cette particularité n'a pas échappé à l'habile docteur Devergie.

Des deux observations qui vont être ici produites, l'une a été un beau succès, l'autre a été un échec ; nous dirons plus tard pourquoi.

Madame Gl..., demeurant à Paris, rue Masseran, offrait sur la presque totalité du corps, et surtout à la face, des taches d'apparence hépatique; cette malade n'avait cependant jamais éprouvé de symptômes morbides dans la région du foie : elle ressentait des démangeaisons insupportables, surtout pendant la nuit, et souvent un prurigo venait se manifester à côté de la coloration cuivrée des taches qui du reste étaient parfaitement circinnées ; sous l'influence de la méthode Künckel, la maladie prit subitement le caractère de l'exzema simplex. Cette apparence disparut bientôt, et un prurigo prit sa place et guérit également, et ce fut seulement alors que les taches circinnées prirent le caractère positif du psoriasis; dès lors, l'affection était franche, elle était unique : on ne tint plus compte que d'elle seule; mais il fallut un traitement de huit mois pour compléter la guérison. Depuis six ans, la malade n'a éprouvé aucune rechute.

La deuxième observation concerne le sieur Souchet fils, jardinier au château de Fontainebleau.

Ce malade était atteint, et l'est encore, d'un psoriasis

exzemateux du caractère le plus grave, et qui recouvre la totalité du corps, à l'exception des joues ; soumis à la méthode Künckel, un énorme suintement se manifesta, et bientôt le psoriasis s'étant montré seul, on put croire à une prompte guérison. C'était l'opinion de M. Philippe Künckel, et le patient la partageait ; toutefois, comme une affection cutanée de cette nature demande au moins une année de soins, il arriva que le sieur Souchet s'impatienta et cessa tout-à-coup le traitement lorsqu'il était arrivé presqu'à sa fin, et quoiqu'on donnât au malade toute facilité de le continuer ; c'est probablement à cette seule cause qu'a été dû l'insuccès de ce traitement pour lequel il n'aurait plus fallu qu'un peu de patience.

En effet, le psoriasis exzemateux est une maladie qui repullule avec une effrayante rapidité, tant qu'il en existe la moindre apparence ; le mal se reproduit en quelques semaines sur toutes les parties qui ont été atteintes, et si toutes les surfaces en sont recouvertes, l'altération des sécrétions de la peau finit par entraîner des congestions vers les centres principaux de la vie organique, et ces accidents offrent toujours un grand danger.

L'on terminera ici cette première série d'observations qui sera bientôt suivie d'une seconde dans laquelle on s'occupera exclusivement de ce genre d'affections de la peau, qui atteint les petits organes renfermés dans la continuité du tissu cutané, et l'on démontrera sans difficulté que la méthode Künckel n'obtient pas moins de succès que dans les cas généraux qui ont déjà été cités ; on traitera en outre l'importante question pratique de la transformation des névroses en acnés ou varus.

L'auteur de ce Mémoire désirerait avoir porté la conviction dans les esprits ; il espère que l'on comprendra enfin que l'application, dans les hôpitaux, de la méthode qu'il préconise, serait un véritable service rendu à la société tout entière.

FIN.

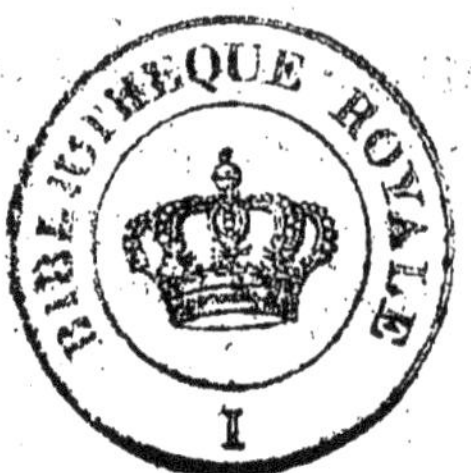

www.ingramcontent.com/pod-product-compliance
Ingram Content Group UK Ltd.
Pitfield, Milton Keynes, MK11 3LW, UK
UKHW021518260726
13993UKWH00004B/1742

9 782329 106953